INFLUENCE

DES

AFFECTIONS NASALES

SUR LE

TUBE DIGESTIF

PUBLICATIONS DU *PROGRÈS MÉDICAL*

DES INFLUENCES

DES

AFFECTIONS NASALES

SUR LE

TUBE DIGESTIF

PAR

Le Dr Félix CHABORY

Ancien interne provisoire des Hôpitaux de Paris,
Médecin consultant au Mont-Dore

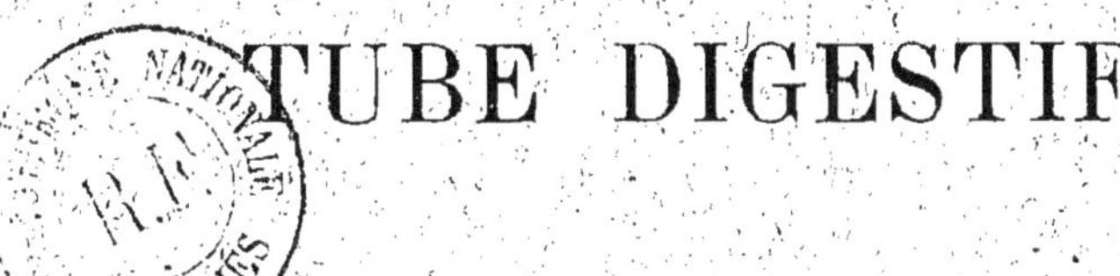

PARIS

AUX BUREAUX DU
PROGRÈS MÉDICAL
14, rue des Carmes, 14.

FÉLIX ALCAN
ÉDITEUR
108, boulevard Saint-Germain, 108

1894

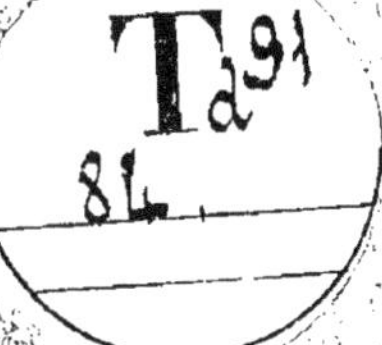

PUBLICATIONS DU *PROGRÈS MÉDICAL*

DES INFLUENCES

DES

AFFECTIONS NASALES

SUR LE

TUBE DIGESTIF

PAR

Le Dr Félix CHABORY

Ancien interne provisoire des Hôpitaux de Paris,
Médecin consultant au Mont-Dore

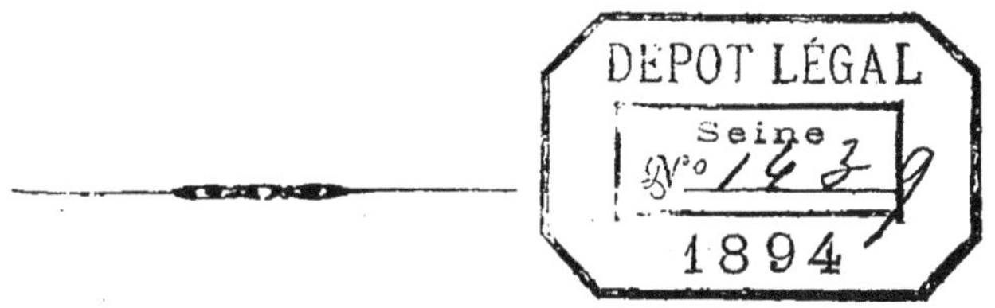

PARIS

<table>
<tr><td>AUX BUREAUX DU
PROGRÈS MÉDICAL
14, rue des Carmes, 14.</td><td>FÉLIX ALCAN
ÉDITEUR
108, boulevard Saint-Germain, 108</td></tr>
</table>

1894

INFLUENCE

DES

AFFECTIONS NASALES

SUR LE

TUBE DIGESTIF

LÈVRES.

On connaît cette inflammation de la lèvre supérieure apparaissant à la fin du coryza aigu et due à l'écoulement nasal salin très irritant et aux fréquents frottements du mouchoir. Souvent cette inflammation n'est autre chose que de l'herpès, annonçant la fin du coryza.

Dans un cas d'hydrorrhée nasale d'Althaus, le liquide coulant sur la lèvre supérieure produisit une excoriation qui laissa une cicatrice de la lèvre.

M. Lubet Barbon (1) a signalé le jetage muco-purulent qui irrite la lèvre supérieure des enfants atteints de végétations adénoïdes.

Dans une thèse de 1892, M. Louis Marchand, après Besnier (eczéma récidivant de la lèvre supérieure, eczéma sous-nasal, sous-narinaire), après Kinzelbach (eczéma pilaire de la lèvre supérieure), après Brocq, étudie l'eczéma de la moustache dans ses rapports avec les affections nasales. Il admet deux formes principales : l'une rappelant franchement l'eczéma pilaire avec sa surface suintante et ses pustules circumpilaires, l'autre presque purement pus-

---

(1) De quelques troubles provoqués par les végétations adénoïdes chez les enfants du premier âge. *Revue mensuelle des maladies de l'enfance*, 1891, p. 499.

tuleuse, se rapprochant du sycosis simple de Bazin, moins les tubercules et les indurations. Cet eczéma, conclut-il, reconnaît pour cause locale un écoulement nasal et, pour cause générale, diverses dyscrasies. Les écoulements nasaux qui s'accompagnent le plus souvent d'eczéma de la moustache sont dus par ordre de fréquence au coryza chronique et surtout à sa variété, la rhinite hypertrophique, aux déviations de la cloison, aux polypes muqueux, à l'empyème du sinus maxillaire. On observe quelquefois, dit M. Louis Marchand, surtout chez les sujets à tempérament lymphatique ou scrofuleux, un œdème considérable de la lèvre supérieure; la lèvre peut se tuméfier et se renverser au point d'arriver à présenter en avant sa face muqueuse. Cet œdème dure en général très peu de temps; en trois jours il a accompli toute son évolution; il apparaît brusquement pendant la nuit et atteint son maximum vers le soir de la première journée. Il survient plutôt vers la fin de la période de pustulation et n'a aucune importance au point de vue du pronostic.

Certains furoncles des ailes du nez sont accompagnés quelquefois d'œdème s'étendant à la lèvre supérieure.

Le rhinosclérome peut envahir la lèvre supérieure, puis l'inférieure, et réduire les dimensions de l'orifice buccal, au point de rendre impossible l'introduction du doigt (1).

Dans un cas de Sokolowski (cité par Cartaz), de tuberculose du nez, l'ulcération du septum s'étendit à la lèvre supérieure.

Il y a plusieurs cas de lupus de la lèvre supérieure consécutifs à du lupus nasal. Chez la plupart des personnes qui ont des végétations adénoïdes et chez quelques-unes atteintes d'obstruction nasale, la lèvre supérieure est entraînée en haut.

M. Chatellier (2) dit que chez les enfants de 4 à 5 ans, atteints de tumeurs adénoïdes, la bouche est à demi-ouverte et la lèvre supérieure très grosse. Vers l'âge de 15 ans, on constate d'autres déformations des lèvres provenant des troubles que subissent dans leur développement les os et les parties molles. La lèvre supérieure, trop

---

(1) Cas de Mickulicz, cité par Bosworth.
(2) Des tumeurs adénoïdes du pharynx. Thèse de Paris, 1886.

courte, ne recouvre que très incomplètement les incisives supérieures dont on aperçoit une partie plus ou moins considérable à travers l'orifice buccal entr'ouvert. Cette disposition est très marquée dans les photographies I et II placées à la fin de la thèse de M. Chatellier. Dans le sommeil, l'écartement des deux lèvres est encore plus considérable que pendant la veille; quand le malade dormait cet écartement atteignait 15 millimètres, pendant la veille on n'en trouvait que douze. La brièveté de la lèvre supérieure doit-elle être attribuée à un arrêt de développement ou à l'attitude vicieuse? Aux deux, car elle n'échappe pas aux conditions qui régissent le développement des autres parties de la face. Cependant la plus grande part semble devoir être attribuée à l'attitude vicieuse, le malade relevant sa lèvre afin de maintenir l'orifice buccal ouvert et de livrer ainsi un accès suffisant au courant respiratoire.

Disons, en terminant ces considérations, que souvent on ne doit attribuer cette forme et cette épaisseur des lèvres qu'à la diathèse lymphatique. Ces déformations appartiennent aussi en particulier aux dégénérés, qui ont très souvent la voûte palatine déformée. Lire à ce sujet la thèse de M. René Charon (1).

VOUTE PALATINE. — MAXILLAIRES. — DENTS.

Au Congrès de Rouen, 1883, M. David, de Paris, fait une communication sur l'atrésie du maxillaire supérieur produite par les végétations adénoïdes du pharynx. « Le maxillaire supérieur est aplati transversalement dans sa partie buccale. La parabole alvéolo-dentaire ne conserve plus sa forme ni ses dimensions. Les parties latérales sont rentrées au point de diminuer quelquefois de moitié son diamètre transversal; par contre, la profondeur de la voûte palatine est exagérée. Ainsi constituée, étroite et profonde, la voûte ne peut plus recevoir, dans certains cas, même la pulpe du doigt. » Plus loin cet auteur ajoute : « Cette conformation particulière de la voûte palatine et

____

(1) Contribution à l'étude des anomalies de la voûte palatine dans leurs rapports avec la dégénérescence. Thèse de Paris, 1891.

de l'arcade dentaire a reçu avant nous diverses interprétations. On s'accorde généralement à lui donner une signification ethnologique ; quelques auteurs y voient un signe de distinction, d'autres au contraire un signe d'infériorité de race. Nous pensons (David) qu'il y a une corrélation directe entre cette modification et la présence des végétations dans le pharynx. Ces dernières gênent, empêchent même la respiration nasale. La voûte palatine, encore en voie de développement (première et deuxième enfance) et de plus ramollie, comme on le constate généralement dans les cas de végétations adénoïdes de cette région, aussi bien chez les enfants que chez les adultes, doit subir sur sa face buccale une pression constante qui la déprime et lui donne cette forme particulière de gouttière rétrécie. »

En 1886, Chatellier (Des tumeurs adénoïdes du pharynx) écrit : l'intérieur de la cavité buccale présente des altérations si constantes qu'elles constituent un des caractères les mieux définis de l'obstruction de la cavité rétronasale. La voûte palatine est très élevée et rétrécie au point que quelquefois les sujets ont peine à en toucher le sommet avec leur langue. Sur une section transversale et verticale on se rend parfaitement compte de cette disposition ; le contour de la voûte palatine prend nettement la forme ogivale, d'où le nom de voûte en ogive sous lequel cette déformation est généralement connue. Les arcades dentaires supérieures sont très rapprochées, de telle sorte que le diamètre transversal de la bouche est très réduit si on le compare au diamètre antéro-postérieur. La conséquence immédiate de ce fait est de donner un petit rayon de courbure à l'arcade alvéolaire supérieure et de lui donner une saillie prononcée en avant. Cette disposition constitue le prognatisme. Cette saillie de la région antérieure de l'arcade alvéolaire est encore augmentée par la projection en avant de l'os incisif et des dents qu'il supporte.

M. Boyals (1) insiste aussi sur cette dépression de la

---

(1) Thèse de Paris, 1890. De l'emploi du bromure d'éthyle comme anesthésique pour l'opération des végétations adénoïdes du pharynx nasal chez l'enfant.

voûte palatine, observée chez les adénoïdiens et qui l'a fait ressembler à une ogive. Parmi 50 observations que nous avons analysées, nous avons trouvé 41 cas avec la mention suivante : voûte palatine en ogive, très en ogive, ou extrêmement en ogive.

Körner (1), en 1891, étudiant les troubles d'accroissement et malformations du maxillaire supérieur dans les obstructions nasales et végétations adénoïdes, les attribue : 1° au défaut de développement de la cloison nasale amené par la gêne de la respiration nasale. Par suite de cette insuffisance de la cloison, la voûte palatine, incomplètement soutenue en haut, s'incurve (palais en ogive) ; 2° à la compression latérale exercée par les joues, compression qui repousse en dehors les parties latérales des arcades dentaires et fait proéminer en avant leur partie médiane ; 3° à l'occlusion incomplète des lèvres et surtout de la lèvre supérieure qui permet le déjettement en avant de la portion antérieure de l'arcade. Körner fait remarquer que l'occlusion osseuse des cloisons amène sur le maxillaire supérieur les mêmes malformations que l'occlusion par les végétations adénoïdes. Il oppose ces malformations aux malformations rachitiques ; les premières frappent surtout le maxillaire supérieur ; les malformations rachitiques, au contraire, offrent une certaine analogie dans la compression latérale et le déjettement en avant des arcades dentaires, mais elles frappent surtout le maxillaire inférieur.

Maxillaire inférieur. — Les obstructions nasales et les végétations adénoïdes en particulier exigeant la respiration buccale, le maxillaire inférieur est constamment projeté en bas. D'autre part, par le fait de la diminution du diamètre transversal du maxillaire supérieur, d'après le mécanisme décrit plus haut, le maxillaire inférieur et le bas de la face paraissent et sont proportionnellement trop larges, le maxillaire inférieur n'ayant eu aucune raison pour ne pas suivre son évolution, tandis que le supérieur restait atrophié.

Dents. — Par ce fait de l'arrêt de développement supérieur, les dents qui conservent leur volume ne trouvent plus une place suffisante pour se loger sur les parties

---

(1) G. 1892.

latérales du maxillaire, elles sont implantées irrégulièrement, déformées, déviées ; les incisives de gauche seront en retrait sur celles de droite ; une canine sera sur un plan antérieur aux autres dents ; une dent poussera au milieu de la voûte palatine ; les incisives médianes seront projetées en avant et complètement à découvert.

M. George W. Major (1) admet que la carie des dents supérieures résulte souvent de la sécheresse de la bouche, due à l'air qui la traverse, la décomposition des résidus alimentaires et la formation d'acides réagissant vigoureusement sur l'écorce dentaire seraient favorisées par la respiration buccale. Les dents implantées sur le maxillaire inférieur, protégées par les lèvres et la langue, baignées par la salive, se conserveraient beaucoup mieux.

M. le Dr Scanes Spicer (2), dans un travail intitulé : L'obstruction nasale et la respiration buccale comme facteurs des maladies des dents, dit qu'il a été souvent frappé par la fréquence des dents cariées chez les gens dont le pharynx était obstrué et les amygdales hypertrophiées ; aussi a-t-il pris pour habitude d'examiner les dents dans tous les cas d'obstruction nasale... Par le fait de la respiration buccale, les dents sont exposées à une température plus basse que celle du corps, qui tend à causer l'inflammation du périoste et de la pulpe dentaire.

L'air sec et froid produit de la congestion de la muqueuse, des sécrétions acides ; de plus, par le fait de la rapide évaporation de l'eau par le courant d'air, il se forme un terrain propice au développement des micro-organismes. Pendant le sommeil, avec la bouche ouverte, la langue se replie en arrière et la sécrétion parotidienne coule directement dans le pharynx, sans baigner les dents.

Signalons enfin les odontalgies du maxillaire supérieur au cours de l'ozène et la carie dentaire par névrite ou périostite, dont le point de départ est l'inflammation du sinus maxillaire. Si la carie des dents du maxillaire supérieur provoque fréquemment des sinusites, quelquefois des sinusites ont provoqué des caries dentaires.

(1) *The medical Record*, 22 november, 1884. Buccal Breathing. Its causes, serious consequences, etc.
(2) *The Lancet*, 18 january 1890, p. 145.

LANGUE.

Au sujet de l'hyperhémie de la muqueuse du nez, M. Ruault (1) dit: «Dès que l'obstruction nasale devient permanente, la grande majorité des sujets ne tarde pas à se préoccuper de leur état. Beaucoup, en effet, ne tardent pas à souffrir des conséquences fâcheuses de la respiration buccale prolongée, ils se réveillent avec la bouche sèche et une soif ardente. »

M. N.-R. Gordon (2) écrit que l'effet immédiat de la respiration buccale est la sécheresse et la dessication de la langue, et un goût désagréable dans la bouche surtout après le sommeil. Le malade doit être pénétré de l'importance et de la nécessité qu'il y a à vaincre cette habitude.

Pendant le sommeil la bouche s'ouvre involontairement. Pour faire disparaître cette habitude, on usera d'un bandage passé sous le menton et sur la tête, un autre bandage à angle droit avec le premier passe sur la bouche. Mais ce traitement est si ennuyeux et désagréable que peu de malades le supportent longtemps.

Voici une observation résumée du Dr Gordon.

M. B..., âgé de 45 ans, respirait par la bouche depuis plusieurs années. Le matin la langue et la gorge étaient sèches et parcheminées, toux et graillonnement pour enlever le mucus gluant et goût désagréable dans la bouche. Les narines étaient presque obstruées par le gonflement des cornets.

Par le fait de la respiration buccale, en outre de cette sécheresse de la langue que nous venons de décrire, il y a un peu d'exagération dans le processus de kératinisation. Les filaments épithéliaux peuvent se colorer. Le courant d'air qui passe sur la muqueuse linguale provoque des réactions vaso-motrices des capillaires muqueux et sous-muqueux. Les sécrétions des glandes de la muqueuse linguale sont desséchées, comblent les interstices papillaires, obstruent les pores du goût, formant un enduit qui contient

---

(1) Traité de médecine, 4, p. 6.
(2) *The Times and Register*, 25 janvier 1890. The eril results from mouth breathing.

des poussières et de nombreux micro-organismes. Le résultat est de l'agueusie temporaire.

N'oublions pas de dire que l'anosmie, fréquent symptôme des affections nasales, nuit à l'exercice de la gustation.

Enfin, voici une observation résumée de M. Netchaïeff, très intéressante (1) :

Avocat de 40 ans. Sensation d'engourdissement avec picotement dans les doigts, la face (surtout à la lèvre supérieure) et la *langue*, tantôt du côté droit, tantôt à gauche. Secousses convulsives dans l'œil droit. Accès transitoires de *paralysie de la langue* pendant environ deux minutes. Etat hypochondriaque, incapacité de travail. Absence de tout signe d'une lésion organique. Les médicaments nervins sont d'abord employés, mais sans succès. A l'examen rhinoscopique on constate une hypertrophie considérable du cornet moyen droit avec hyperémie de la muqueuse. Le badigeonnage de ces parties avec une solution de cocaïne à 10 0/0 est immédiatement suivi d'une amélioration marquée de tous les symptômes morbides. La destruction galvano-caustique de la muqueuse hypertrophiée du cornet amena la guérison complète.

SALIVATION. —— PTYALISME.

MM. Hack et E. Fränkel ont observé des cas de salivation dont le point de départ était l'irritation de la muqueuse pituitaire ou rétro-nasale.

Voici une observation résumée de M. L. Coüetoux (2) (de Nantes) en faveur du ptyalisme dit essentiel, symptôme des végétations adénoïdes :

Bel enfant, âgé de 7 à 8 ans, qui avait toute la partie antérieure de ses vêtements complètement mouillée de salive. Le menton en était encore imbibé et le liquide en coulait sans que le petit garçon semblât en prendre aucun souci. Dans cette observation et les suivantes l'auteur attribue cette salivation à une entrave à la déglutition physiologique.

Plus loin, M. Coüetoux dit que cette salivation de cause adénoïde se voit à tout âge ; mais chez l'adulte, par le fait de la surveillance que le malade exerce sur lui, la salive

______

(1) *Bulletin médical*, 1888, p. 898.
(2) *Revue générale de clinique et de thérapeutique*, 1888.

ne coule au dehors que pendant la nuit, et l'auteur cite le cas d'un homme de 65 ans qui bave la nuit.

Dans une troisième observation il s'agit d'un enfant de 8 ans 1/2 qui est délicat mais non malade. La bouche est presque toujours entr'ouverte. Il bave beaucoup. Sa mère a été jusqu'à changer 15 fois dans la journée les vêtements de cet enfant. Le doigt passé derrière le voile trouva une masse énorme de végétations adénoïdes. Le pharynx buccal est atteint de granulations assez grosses placées derrière le voile et devant gêner parfois la déglutition.

Dans les trois cas cités, l'ablation des végétations a fait cesser le symptôme salivation.

M. le Dr Trasher (1) (de Cincinnati) rapporte deux cas de salivation réflexe due à une affection intra-nasale. Il pense que la cause du réflexe nasal est double : d'abord un état morbide des voies nasales, ensuite une irritabilité anormale du ganglion nerveux central. Cette irritabilité du système nerveux central peut être causée par une irritation répétée du tissu intra-nasal, ou bien elle peut être due à quelque irritation extra-nasale. Elle est plus apte à se manifester chez les individus à tempérament nerveux. L'état de parésie vaso-motrice, vraiment différent d'une inflammation active, est généralement présent quoiqu'il puisse être masqué par de l'inflammation aiguë. La cause excitante immédiate du réflexe peut être un irritant mécanique, chimique ou thermique. Le diagnostic est parfois assez difficile, attendu que l'intensité du réflexe peut ne pas être en rapport avec la gravité de l'affection nasale. Il ne s'ensuit pas néanmoins qu'un des symptômes décrits plus haut (gastralgie, dyspepsie, salivation, désordre du goût) s'accompagnant d'une maladie du nez doive toujours être attribué à cette dernière. Parfois l'application locale de cocaïne abolira le réflexe, ou encore il pourra être provoqué en excitant les narines avec une sonde ; mais on ne doit pas toujours se fier à ces procédés. Règle générale, on doit recourir au traitement constitutionnel et au traitement local. Quand il s'agit de ces troubles réflexes, il est évident que le spécialiste doit avoir les idées larges et ne pas voir la

---

(1) *Medical Record*, New-York, page 473. *American Rhinological Association*, october 1890.

cause de toutes les infirmités humaines réfléchie dans son rhinoscope.

A Bosworth, cette salivation semble un trouble réflexe assez curieux, et il possède deux cas personnels dans lesquels ce symptôme devint l'origine d'une gêne physique et morale considérable. Dans chaque cas le symptôme subjectif prédominant était une grande dépression d'esprit. L'écoulement de salive quoique peu considérable nécessitait une expectoration ininterrompue qui était une cause d'ennui, non seulement pour les malades, mais aussi pour leur entourage. Dans les deux cas, le résultat du traitement fut tout à fait heureux.

AMYGDALES.

Par le fait de la respiration buccale, nécessitée par des obstructions nasales, les amygdales se trouvent exposées directement à toutes les variations de la température ; il s'ensuit des troubles temporaires plus ou moins complets de la vie des cellules de revêtement de l'amygdale et des troubles de nutrition du tissu amygdalien dus à des réactions vaso-motrices fréquentes. Les sécrétions glandulaires sont exagérées ou troublées, le courant d'air dessèche la surface de la muqueuse entourant l'amygdale, les orifices des cryptes amygdaliens sont obstrués par le mucus desséché et l'introduction des poussières et les érosions de la muqueuse sont plus faciles. Or, les micro-organismes arriveront en plus grande abondance et plus facilement sur la muqueuse amygdalienne par la respiration buccale que par la respiration nasale, et, trouvant des portes d'entrée dans cette muqueuse avec un terrain épuisé [où la phagocytose est diminuée, ils causeront facilement des réactions inflammatoires locales ou des infections générales à point de départ amygdalien. Ces inflammations aiguës répétées pourront aussi amener de l'amygdalite chronique.

Les rhinites aiguës ou chroniques, les rhinorrhées purulentes, peuvent se propager aux amygdales.

Des catarrhes naso-pharyngiens répétés peuvent avoir une certaine part dans la pathogénie de l'hypertrophie des amygdales.

LUETTE. — PHARYNX. — ŒSOPHAGE.

Fréquemment, dans la rhinite hypertrophique, la luette a une longueur exagérée, probablement due à l'irritation du gosier dans les dernières périodes de la maladie. Toutefois cette élongation est limitée à la muqueuse qui entoure l'extrémité inférieure de l'organe et le muscle n'est nullement atteint. Cette muqueuse gonflée et infiltrée pend sur la base de la langue, ce qui indubitablement augmente la fréquence du graillonnement et les tentatives d'expectoration rendues déjà nécessaires par la présence du muco-pus dans le gosier (1).

Dans la rhinite atrophiante, au contraire, la luette a des dimensions plus petites que d'ordinaire (2).

Le tissu de la luette peut être envahi par la dégénérescence scléromateuse à début nasal; il peut également être attaqué secondairement dans le lupus du nez.

Le ronflement, un des signes les plus fréquents de l'obstruction nasale, est dû en partie aux vibrations de cet organe.

Nous ne ferons que mentionner l'angine et la pharyngite aiguë qui succèdent au coryza et se manifestent par la rougeur diffuse du fond de la gorge, égale des deux côtés, du gonflement et une douleur très vive à la déglutition.

Th. Hering avait observé que la pharyngite sèche existait fréquemment avec un catarrhe de la cavité naso-pharyngienne, aussi conseillait-il de ne soigner une affection chronique de la gorge qu'après exploration des cavités nasales.

Pour Deumier (3), la pharyngite sèche est presque toujours consécutive à la rhinite atrophique; c'est une propagation du catarrhe nasal et du processus atrophique. D'après ses observations, cette complication surviendrait dans la moitié des cas environ de rhinite atrophique

---

(1) Bosworth. — Diseases of the nasal passages. Hypertrophic rhinitis.

(2) Ruault. — Traité de médecine, t. IV. Rhinite atrophiante fétide, p. 59.

(3) De la rhinite atrophique et de l'ozène. Thèse de Paris, 1889.

(14 cas sur 30 observations). Quand on examine la gorge de ces malades, le pharynx buccal apparaît sec et luisant, et à l'examen du pharynx nasal on aperçoit des mucosités et des croûtes identiques à celles qui sont sur les cornets. Les malades éprouvent une sensation très pénible de sécheresse dans la gorge et de la gêne quand ils avalent à vide ; ils ont la sensation d'un corps étranger et tâchent (?) de s'en débarrasser par des efforts de raclement ou d'expiration.

Ruault écrit dans sa description de la rhinite atrophiante fétide : « Le plus souvent la paroi postérieure du pharynx buccal est sèche, vernissée, luisante, pâle dans les cas anciens et quand l'affection est généralisée, plus fréquemment rouge dans le cas contraire. »

Le pharynx buccal, dit Bosworth, dans la rhinite atrophique, a l'aspect du parchemin ; il a une apparence sèche et vernissée, la déglutition est rendue difficile, à cause de l'absence de lubréfaction des parois.

Pour Moure (1), l'état particulier de la muqueuse sèche, luisante, lisse, est produit par l'atrophie des glandes et des fibres musculaires sous-jacentes.

Il arrive quelquefois que les malades ne sont ennuyés que par les symptômes qui se produisent du côté du pharynx et ce n'est qu'en examinant le nez que l'on trouve le véritable point de départ de l'affection. Cette pharyngite est grave et tenace.

Dans la rhinite hypertrophique, le muco-pus s'accumule dans le pharynx et son expulsion, le matin, nécessite un effort considérable de la part du malade, qui a des graillonnements (Bosworth). Cet embarras du pharynx devient surtout manifeste quand la rhinite est déjà ancienne et le malade attribue souvent au pharynx ce qui appartient en réalité aux fosses nasales ; les symptômes pharyngiens sont encore plus ennuyeux que les troubles du côté des narines, comme nous l'avons déjà dit pour la rhinite atrophique. En outre, on trouve fréquemment les follicules disséminés le long de la surface du pharynx hypertrophiés et enflammés ; cette augmentation de volume des follicules est probablement le résultat des désordres du

---

(1) Cité par Deumier.

nez, mais ne donne naissance à aucun symptôme marqué, sauf chez les nerveux et les malades hystériques.

Enfin, par le fait de la respiration buccale dans la rhinite hypertrophique, le pharynx se trouve irrité par la projection sur sa muqueuse d'un air sec, froid, chargé de poussières.

Pour Beverley Robinson, les végétations adénoïdes coïncident souvent avec la rhinite chronique hypertrophique et les malades qui en sont atteints sont aussi le plus souvent affectés de pharyngite granuleuse.

M. Cuvillier (1) pense également que très souvent la pharyngite granuleuse est chez l'adulte comme chez l'enfant concomitante à l'hypertrophie de la tonsille pharyngienne.

Au sujet du rhinosclérome, sa propagation vers le pharynx a été vérifiée. Il peut s'étendre en arrière vers le gosier, dit Bosworth (2) ; le voile du palais peut devenir adhérent à la paroi du pharynx.

« Le rhinosclérome se développe symétriquement des deux côtés du corps. Parties de la cloison du nez et plus spécialement, d'après Chiari et Riehl, de la muqueuse des choanes, ces plaques gagnent en étendue surtout, se propagent aux muqueuses nasale, *pharyngienne*, etc. (3). »

Constantin Paul (De l'angine ulcéreuse maligne de nature scrofuleuse ou lupus de la gorge) (4) et M. François Moinel (Essai sur le lupus scrofuleux des fosses nasales) (5) ont cité des observations de lupus du nez s'étendant au pharynx. Dans un cas de Van Santwoord, un enfant de 14 ans mourut par le fait d'un lupus qui envahit le nez, la lèvre supérieure, le palais, le pharynx et le larynx.

Mentionnons enfin les déformations, les obstructions, les altérations du pharynx consécutives aux tumeurs nasales ou retro-nasales.

Phénomènes réflexes. — M. Sourdrille (6) a signalé des

---

(1) Des végétations adénoïdes chez l'adulte. Th. Paris, 1890.
(2) Diseases of the nasal passages.
(3) Castex, p. 168, *Revue de Laryngologie*, etc., 1892.
(4) Constantin Paul. *Bulletin de la Société médicale des Hôpitaux de Paris*, p. 43, 1892.
(5) Thèse de Paris, 1877.
(6) Thèse de Paris, 1887.

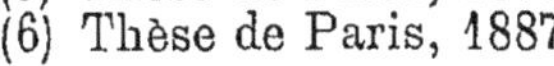

troubles de la déglutition comme phénomènes réflexes d'origine nasale et naso-pharyngienne. C'est souvent une sensation de corps étranger fixé au fond de la gorge, d'une arête de poisson par exemple, et le malade ne rejette rien par expiration si ce n'est de la salive dans les efforts qu'il fait pour enlever le corps étranger qu'il suppose le gêner.

Voici, résumées, deux de ses observations.

M. G..., 51 ans, peintre sur porcelaine, se plaint depuis deux ans de gêne dans la gorge ; il lui semble qu'un corps étranger est fixé dans son pharynx. Il compare cette gêne à celle causée par une arête de poisson. Cette gêne diminuait par moments et cessa même complètement pendant quelques mois. Depuis deux mois elle a augmenté d'acuité et le malade a la sensation d'une plaie à vif, douloureuse à chaque mouvement de déglutition. Cette douleur à la déglutition est beaucoup plus vive le matin au réveil et s'atténue dans la journée.

La gorge est toujours sèche, le malade s'essouffle facilement. Sensation de sécheresse et d'obstruction du nez. La paroi postérieure du pharynx ne présente rien de particulier. La rhinoscopie postérieure montre, à la voûte du pharynx, des mucosités blanchâtres, adhérentes, semblant sortir de l'ouverture postérieure des fosses nasales.

Nez. Côté droit normal.

Du côté gauche, hypertrophie de la muqueuse du cornet inférieur simulant un polype.

Cette portion de muqueuse hypertrophiée est enlevée au serre-nœud. On pratique la cautérisation au nitrate d'argent, de la voûte du pharynx. Irrigations naso-pharyngiennes. Bromure de potassium. Amélioration fort notable.

Dans l'observation suivante le malade éprouve une sensation de chaleur, de cuisson continuelle ; la soif est vive et pour essayer de soulager cette sensation de brûlure à la gorge le patient absorbe des quantités assez grandes de boisson. La douleur s'exaspère par la déglutition et prend le caractère d'une plaie à vif ; elle rend la déglutition fort difficile ; le malade redoute de manger et ne se nourrit plus que de lait, de bouillon, de potages. Or, ce malade avait de la rhinite hypertrophique et en la traitant on fit disparaître tous les symptômes précédents.

On peut rapprocher de ces troubles de la déglutition les phénomènes que le Dr Lennox Brown a décrits sous le titre de Ténesme pharyngien (1). Il s'agit d'un symptôme dont se plaignent souvent les malades atteints de certaines lésions de la gorge et qui se manifeste par une tendance continuelle à rejeter, soit en toussant, soit en raclant leur gosier, une substance réelle ou imaginaire de la partie pharyngienne du canal alimentaire. Cela se fait habituellement avec effort et accompagnement d'un malaise ou d'une douleur réelle. Ces efforts amènent quelques mucosités qui, parfois, surtout au réveil, sont colorées par le mélange d'une petite quantité de sang, et que M. Lennox Brown rapproche des symptômes du ténesme rectal et des hémorrhoïdes. Le curetage du pli salpingo-pharyngien aurait amené la diminution de ce ténesme qui manque souvent durant l'évolution des néoplasmes des fosses nasales, tandis qu'il se manifeste fréquemment en cas de catarrhe retro-nasal.

Les paresthésies du pharynx et de la partie supérieure de l'œsophage ainsi que l'hyperesthésie pharyngienne et laryngienne peuvent être d'origine nasale et d'ordre réflexe (Sommerbrodt, E. Fränkel, Heymann) (2).

Citons pour terminer ce chapitre cette observation résumée de M. Netchaïeff (3).

Il s'agit d'un négociant de 38 ans, atteint depuis quinze ans de *spasme de l'œsophage*. Le spasme survient par accès toutes les fois que le malade avale quelque chose et gêne considérablement la déglutition des aliments, surtout des liquides. Les accès de spasme sont accompagnés d'une oppression quelquefois si forte que le malade croit mourir. Dyspepsie nerveuse. Le malade fut traité de toutes les façons par un grand nombre de médecins, mais toujours sans résultat.

A l'examen rhinoscopique, M. Netchaïeff constata une hypertrophie du cornet inférieur droit et une tuméfaction chronique de la muqueuse de la moitié droite du pharynx. Un badigeonnage à la cocaïne eut pour effet de permettre au malade de boire tout un verre d'eau sans trace de spasme, tandis que d'habitude cette même quantité de liquide ne pouvait être avalée que très lentement, à petites gorgées bien espacées, pour

---

(1) *Archives de Laryngologie.*
(2) *Gazette des Hôpitaux*, 1887, p. 1255. Ruault.
(3) *Bulletin médical*, 1888, p. 890. Névroses réflexes d'origine nasale.

calmer tant soit peu les contractions spasmodiques de l'œsophage. La cautérisation galvano-caustique de la muqueuse
naso-pharyngienne fit disparaître le spasme œsophagien ainsi
que les phénomènes dyspeptiques et amena en un mot la guérison complète et définitive d'une affection qui datait de
quinze ans.

TROUBLES GASTRIQUES.

M. Henry Schweig, dans le *Medical Record*, faisant un
travail sur les symptômes réflexes dans les affections
nasales, cite Elsberg qui en 1870 appela l'attention sur la
connexion fréquente qui existe entre les affections de la
gorge et la dyspepsie.

Voici une observation de toux pharyngée et vomitu-
ritions, du Dr W. Hack (de Fribourg) (1).

Il s'agit d'un médecin qui, quoique ayant un excellent
estomac, était tourmenté par une sensation continuelle de corps
étrangers au niveau du pharynx et de nausées fréquentes.
L'examen démontra l'existence de granulations rouges formant
des bourrelets épais remontant derrière les amygdales dans la
cavité retro-nasale. La destruction de ces petites tumeurs avec
galvano-cautère débarrassa rapidement le malade.

M. le Dr C.-L. Dreese (de Goshen) (2) rapporte un cas de
troubles cardiaques, gastriques et pulmonaires réflexes,
provoqués par une affection du nez. La guérison de la
maladie causale fut suivie de la disparition des symptômes
énumérés ci-dessus.

Dans la rhinite hypertrophique, les sero-mucus, qui à
l'état normal coulait insensiblement dans l'arrière-cavité
des fosses nasales, montre dans cette affection de la tendance à séjourner dans les chambres nasales, ou, glissant
en arrière en suivant le méat inférieur, il arrive dans le
pharynx. Pendant le sommeil ce mucus pharyngien s'accumule en grande quantité, et pour l'expulser le matin le
patient est obligé de faire des efforts considérables. De
plus, le pharynx devient très irritable, aussi le graillonne-

---

(1) *Revue de Laryngologie*, 1883.
(2) *The Times and Register*, 9 november 1889. *American rhinological association.*

ment et la toux au réveil sont-ils accompagnés de nausées et de vomissements (1) (Bosworth).

Il en est de même dans la rhinite atrophique : irritabilité du pharynx, toux matinale, envies de vomir et vomissements ont été constatés. Moldenhawer a signalé le vomissement chez les ozéneux; il est provoqué par les efforts que font les malades pour se débarrasser, au matin, des sécrétions desséchées qui se sont accumulées pendant la nuit dans le pharynx. Ce même auteur, cité par Deumier (2), a signalé la gastrite catarrhale des ozéneux, attribuable à la déglutition des matières putrides. M. Deumier ajoute : « Sans avoir jamais observé un cas typique de gastrite catarrhale nous avons rencontré cependant chez un certain nombre de femmes des symptômes d'embarras gastrique et de dyspepsie. Elles nous racontaient que le matin, au réveil, elles avaient des nausées, des vomissements, qu'elles perdaient l'appétit, qu'après les repas elles avaient des ballonnements à l'épigastre, de la congestion de la face, de la tendance au sommeil, des éructations; on peut attribuer, dans une certaine limite, ces accidents aux croûtes qu'avalent les malades; mais il n'est pas impossible que ces troubles dyspeptiques ne soient que le résultat de la coexistence d'une affection de l'estomac avec la rhinite hypertrophique.

Dans la naso-pharyngite aiguë, dit Bosworth (3), il y a sécrétion d'un mucus épais, grisâtre, opaque, qui est expulsé en grande quantité. Cette sécrétion semble, jusqu'à un certain point, aggraver les troubles gastriques, elle donne naissance à des nausées et des vomissements; l'appétit en même temps diminue considérablement.

Louis Fischer (4), médecin assistant pour les maladies des enfants à la policlinique germaine de New-York, a lui aussi attiré l'attention sur la fréquente association de la naso-pharyngite catarrhale et du catarrhe gastrique; il a observé qu'en traitant localement la pharyngite, le catarrhe

---

(1) Diseases of the nose, p. 129.
(2) De la rhinite atrophique et de l'ozène. Thèse de Paris, 1889.
(3) Diseases of the nose (509).
(4) *Medical Record*, 13 june 1891. Naso pharyngeal catarrh a causative factor in gastric catarrh.

gastrique disparaissait. Il attribue cette affection de l'estomac à la déglutition du muco-pus sécrété dans les narines et le naso-pharynx.

Le Dr A.-B. Trasher (1) pense que des cas de gastralgie et de dyspepsie peuvent être attribués à des lésions intra-nasales. Il ajoute ensuite que la multiplicité des symptômes attribués par les rhinologistes modernes aux réflexes d'origine nasale a contribué à jeter un grand discrédit sur le spécialiste.

M. Lubet Barbon (2), étudiant les troubles provoqués par les végétations adénoïdes chez les enfants du premier âge, écrit : L'enfant tette mal, à chaque instant il quitte le sein pour respirer par la bouche, et de temps en temps, avalant de travers, secoué d'une quinte de toux, il vomit.

Et par cette peine qu'il éprouve à prendre le lait et l'air qui lui sont nécessaires, le petit malade arrive rapidement à un état voisin de l'athrepsie.

RÔLE DU NEZ DANS LA PATHOGÉNIE DES HERNIES.

Freudenthal (3) a récemment étudié le rôle de l'obstruction nasale dans la genèse des hernies. Il examina le nez de 500 sujets qui avaient des hernies, et 143 avaient de l'obstruction nasale manifeste. Il attribue la hernie à l'augmentation de la pression abdominale due aux fréquents, longs et continus efforts du malade pour se débarrasser des sécrétions des cavités nasales obstruées.

---

(1) *Medical Record*, New-York, october 1890, p. 473.
(2) *Revue mensuelle des maladies de l'enfance*, 1891, p. 499.
(3) *The British medical journal*, p. 601, 1888.

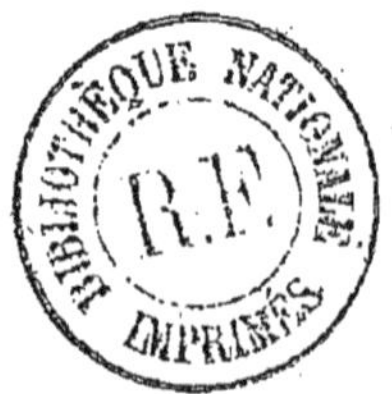

TABLE

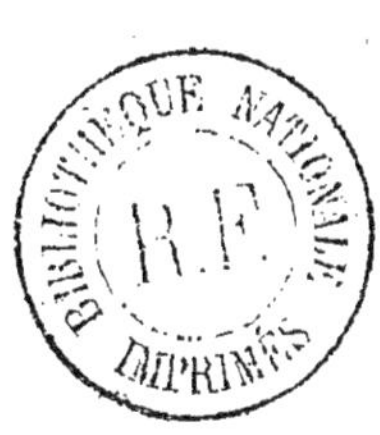

233